Mythen und Fakten in der Schwangerschaft

Wissenschaftlich, kompakt und kurz zusammengefasst

Helen Broich, PhD

Sachbuch

Impressum

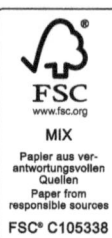

Bibliografische Information der Deutschen Nationalbibliothek:
Die Deutsche Nationalbibliothek verzeichnet diese Publikation in der Deutschen
Nationalbibliografie; detaillierte bibliografische Daten sind im Internet über http://dnb.dnb.de
abrufbar.

Lektorat: Dr. rer. nat. Helen Broich
Korrektorat: Maximilian Oberschlegel

Verlag: BoD · Books on Demand GmbH, In de Tarpen 42, 22848 Norderstedt

Druck: Libri Plureos GmbH, Friedensallee 273, 22763 Hamburg

ISBN: 978-3-7597-7782-9

VORWORT

Dr. rer. nat. Helen Broich (PhD)

Ich bin keine Gynäkologin, noch sonstige Ärztin. Doch mein beruflicher Werdegang in der Wissenschaft und Industrie hat mich in der Recherche, Bewertung und Interpretation von Daten aus Publikationen, sowie sonstige Veröffentlichungen aus Forschung und Wissenschaft über mehrere Jahre geschult. Dabei muss ich mich mit verschiedenster Thematik beschäftigen und einlesen. Meine eigene Schwangerschaft und die vielen Mythen und Meinungen, die zu diesem Thema kursieren, haben mich dazu inspiriert, dieses Sachbuch zu verfassen. Bis zur Geburt meines Sohnes, aber auch darüber hinaus, habe ich recherchiert, dieses Wissen gesammelt und meine Schwangerschaft danach gestaltet. Natürlich immer in Rücksprache mit meinem Gynäkologen, dessen Meinung jedoch auch der offiziellen und hier dargelegten Studienlage entsprach. Ich selbst habe im Bereich Mikrobiologie promoviert und arbeite zum Zeitpunkt der Veröffentlichung dieses Werkes in der Zulassung medizinischer Produkte. Dadurch habe ich Erfahrungen im „medical writing": Ich schreibe biologische und klinische Bewertungen von Medizinprodukten sowie Leistungsbewertungen von In-vitro-Diagnostika.
Die Voraussetzung für die hier aufgeführten Fakten ist eine gesunde, unkomplizierte Schwangerschaft. Bei individuellen Komplikationen, Risiken, Krankheiten etc. sollten die hier aufgeführten Punkte immer mit deinem Gynäkologen oder deiner Gynäkologin besprochen werden. Die fachliche Meinung des Arztes hat immer Vorrang.

DIE MYTHEN IM ÜBERBLICK:

Mythos Nr. 1:
Milch oder Fleisch essen, und die Stellung beim Sex: Du hast Einfluss auf das Geschlecht des Kindes.

Mythos Nr. 2:
Übelkeit, Lust auf Salziges oder doch ein tief hängender Bauch? Wir können über bestimmte Ausprägungen bereits das Geschlecht des Kindes erfahren.

Mythos Nr. 3:
Du isst ab jetzt für zwei (oder mehr)!

Mythos Nr. 4:
Kein Koffein in der Schwangerschaft!

Mythos Nr. 5:
Schaumbad Adieu!

Mythos Nr. 6:
Das Trainieren der geraden Bauchmuskeln? Nur wenn du eine Bauchspalte (Diastasis recti) riskieren willst!

Mythos Nr. 7:
Langes liegen auf dem Rücken? Hoch gefährlich und fahrlässig!

Mythos Nr. 8:
Komm, ich nehme dir das ab: Du darfst nicht zu schwer heben, wenn du schwanger bist!

Mythos Nr. 9:

Überanstrenge dich nicht: Intensives Sporttraining ist schädlich!

Mythos Nr. 10:

Springen in der Schwangerschaft? Eher schlecht als recht!

Mythos Nr. 11:

Ruhig Blut: Ein Puls über 160 ppm ist schlecht für das Ungeborene.

Mythos Nr. 12:

Alkohol: Ein Glas ist kein Glas?

MYTHOS NR. 1:

Milch oder Fleisch essen, und die Stellung beim Sex: Du hast Einfluss auf das Geschlecht des Kindes.

FAKT NR. 1:

Nein! Es ist so: Die weibliche Eizelle trägt das X-Chromosom, die Spermien des Mannes entweder das X- oder Y-Chromosom. Die Spermien legen daher das Geschlecht fest. Wissenschaftliche Untersuchungen haben ergeben, dass die Geschlechtschromosomen in einem 50:50 Verhältnis vorliegen, also die Menge an Spermien mit X-Chromosom und Spermien mit Y-Chromosom gleichauf liegt. Auch bei Männern, die in der Vergangenheit eher männliche oder weibliche Nachkommen gezeugt haben, hatte dieses Verhältnis bestand (Irving et al., 1999, Han et al., 1993). Die Wahrscheinlichkeit, einen männlichen oder weiblichen Fötus zu zeugen liegt also gleich auf. Aber warum werden dann im Durchschnitt mehr Jungen geboren? Eine klare Antwort hierzu gibt es noch nicht. Eine statistische Analyse von Orzack et al. 2015 hat gezeigt, dass in den ersten Wochen einer Schwangerschaft mehr männliche als weibliche Embryos abgehen. Jedoch sterben vor allem zwischen der 10. und 15. Woche wiederum mehr weibliche Föten – was dann zu dem bekannten Geschlechterverhältnis führt. Es ist jedoch noch unklar, was diese höhere Sterblichkeit der weiblichen Föten verursacht (Orzack et al., 2015). Eine Studie mit Mäusen zeigte, dass männliche Föten durch ihren höheren Nährstoffbedarf auf eine gut funktionierende Plazenta angewiesen sind. Weibliche Föten sind da anspruchsloser und resistenter. Somit könnten weibliche Föten bei schlechter Nährstoffversorgung der Mutter einen Vorteil besitzen. Weiter könnte so geschlussfolgert werden, dass Jungs eher bei guten Umweltbedingungen der Mutter überleben, während die erhöhte Wahrscheinlichkeit, ein Mädchen zu gebären, eher unter schlechten Bedingungen gegeben ist (Salazar-Petres et al., 2022). Zudem gibt es erste Hinweise, dass Genvarianten in manchen (jedoch wenigen) Menschen vorliegen könnten, die die Wahrscheinlichkeit, Jungen oder Mädchen zu zeugen, erhöht (Song Band Zhang, 2024).

MYTHOS NR. 2:

Übelkeit, Lust auf Salziges oder doch ein tief hängender Bauch? Wir können über bestimmte Ausprägungen bereits das Geschlecht des Kindes erfahren.

FAKT NR. 2:

Viel Aberglaube und widerlegte Studien! Die Forschung sieht keinen Zusammenhang zwischen Schwangerschaftssymptomen (Ausprägung des Appetits, hoher/tief hängender Bauch, Übelkeit usw.) und dem Geschlecht des Kindes. Lange wurde das Hormon hCG (Humanes Choriongonadotropin) mit Schwangerschaftsübelkeit und weiblichen Föten in Verbindung gebracht. Zwar gab es ein Zusammenhang zwischen hohen Werten des Schwangerschaftshormons hCG und weiblichen Föten im zweiten zum dritten Trimester, allerdings sind hCG-Werte im Allgemeinen von Frau zu Frau unterschiedlich und daher zu ungenau, um eine sichere Aussage zu treffen (Danzer et al., 1980, Steier et al., 2004). Außerdem treten Übelkeit und Erbrechen manchmal in Abwesenheit von hohen hCG-Werten oder manchmal in Anwesenheit von hohen hCG-Werten auf (Forbes, 2014, Koch Band Frissora, 2003, Lagiou et al., 2003).

Die hormonellen und physiologischen Veränderungen in der Schwangerschaft sind komplex und werden noch immer erforscht. Somit gibt es bisher nur zwei zuverlässige pränatale diagnostische Methoden für die Geschlechtsbestimmung des Kindes: der Ultraschall durch den Arzt oder die Ärztin und der Bluttest (Analyse fötaler DNA aus dem Blut der Mutter).

MYTHOS NR. 3:

Du isst ab jetzt für zwei (oder mehr)!

FAKT NR. 3:

Schön wäre es! Doch laut der DEG (Deutschen Gesellschaft für Ernährung) gilt für normalgewichtige Schwangere im zweiten Trimester ca. 250 kcal/Tag (entspricht ungefähr einer Scheibe Vollkornbrot mit Margarine und Käse) und im 3. Trimester ca. 500 kcal/Tag für den zusätzlichen Energiebedarf (DEG, 2015). Auch ein anderer Autor beschreibt einen durchschnittlich höheren Kalorienbedarf von 300 kcal als ausreichend (Pitkin, 1977). Natürlich sind das nur Richtwerte, die je nach Individuum variieren können. Trotz alledem bieten sie eine Orientierung. Eine zu große Gewichtszunahme während der Schwangerschaft kann mit einem erhöhten Geburtsgewicht, späterem Übergewicht und Diabetes mellitus Typ 2 des Kindes einhergeht. Freies Schlemmen ohne Konsequenzen ist daher leider nicht gegeben.

MYTHOS NR. 4:

Kein Koffein in der Schwangerschaft!

FAKT NR. 4:

An alle Kaffeeliebhaber da draußen: Die Dosis macht das Gift! Ein hoher Koffeinkonsum (ca. 3,5 - 7 Tassen Kaffee, 350-699 mg/Tag) wird mit einem höheren Risiko von Fehlgeburten assoziiert (Chen et al., 2016). Jetzt aber keine Panik! Das Risiko ist nicht erhöht, wenn Schwangere den nach der WHO empfohlenen, maximalen Gehalt an Koffein (300 mg/Tag) konsumierten oder bei denen, die unter diesem Wert Koffein zu sich nahmen (Wikoff et al., 2017, WHO, 2014). Zusammenhänge zwischen Koffeinkonsum und Schwangerschaftsverlust, niedrigem Geburtsgewicht, kardialen (das Herz betreffend) und genitalen Anomalien, höherem Körpergewicht und neurologischen Entwicklungs- und Verhaltensproblemen wurden in Studien gefunden. Die Auswirkungen waren häufig dosisabhängig. Wenige Studien fanden diesen Zusammenhang bereits bei unter 200 mg/Tag (Rohweder et al., 2024).

Es muss jedoch auch erwähnt werden, dass Rauchen, ungesunde Ernährung und geringe körperliche Aktivität mit einem höheren Koffeinkonsum in Verbindung gebracht werden und damit die Ergebnisse der Studien beeinflussen können (Román-Gálvez et al., 2022). Da all diese Faktoren in den Studien bisher nicht berücksichtigt werden konnten, ist unklar, ob diese und nicht der erhöhte Koffeinkonsum, für die negativen Auswirkungen auf den Fötus verantwortlich sind.

Eine durchschnittliche Tasse Kaffee besitzt ca. 60 - 120 mg Koffein, eine Tasse Schwarztee nur ca. 30 - 60 mg und Cola sogar nur 20 mg (0,2L). Für alle, die nicht auf Kaffee verzichten können, ist eine Tasse am Tag nach der aktuellen Einschätzung unproblematisch.

MYTHOS NR. 5:

Schaumbad Adieu!

FAKT NR. 5:

Jetzt ein entspannendes Bad ... Aber Vorsicht! Setzt du dich als Schwangere lange heißen Temperaturen, zum Beispiel durch das Baden im Whirlpool, Badewanne oder durch Saunagänge, aus kann das Auswirkungen auf den Fötus haben. Jedoch ist der Zeitpunkt entscheidend: In der Frühschwangerschaft steigt dadurch das Risiko für Geburtsfehler. Auf Baden verzichten musst du in dieser Zeit deshalb nicht gleich, nur sollte die Körpertemperatur und damit das Wasser unter 38,9 Grad Celsius gehalten werden. Es muss jedoch auch gesagt werden, dass es nicht viele Studien zu diesem Thema gibt und die meisten Daten aus Tierstudien stammen. Diese weisen darauf hin, dass unabhängig von der Wärmequelle, eine erhöhte mütterliche Kerntemperatur bei oder über dem Schwellenwert von 2 Grad Celsius über dem Ausgangswert, sowie der Zeitpunkt in der Schwangerschaft und die Dauer des Bads die entscheidenden Faktoren sind, die das Risiko erhöhen (Chambers, 2006, Duong et al., 2011, Milunsky et al., 1992). Ein anderes Thema ist jedoch die Schwangere selbst. Kreislaufprobleme und Krampfadern können durch die mit dem Baden einhergehende Erweiterung der Blutgefäße verschlimmert werden. Baden an sich kann natürlich auch für nicht-schwangere unter bestimmten Bedingungen gefährlich werden (Dahiya et al., 2024). Wissen und Aufmerksamkeit ist hier gefragt! Sicher bist du vor allem, wenn du im ersten Trimester nur moderate Badetemperaturen bis max. 38,9 Grad genießt und nicht länger als 15 Minuten im warmen Wasser entspannst. Falls du zu unsicher bist, verzichte in dieser Zeit lieber ganz auf das schöne Schaumbad. Aber nötig ist das nur für das 1. Trimester. Ab dem vierten Monat darf, wenn diesbezüglich keine anderen Risikofaktoren vorliegen, wieder in einem Schaumbad entspannt werden.

MYTHOS NR. 6:

Das Trainieren der geraden Bauchmuskeln? Nur wenn du eine Bauchspalte (Diastasis recti) riskieren willst!

FAKT NR. 6:

Der Mythos hält sich hartnäckig: Das Training der Bauchmuskeln, insbesondere der geraden Bauchmuskeln (Rectus abdominis), verursacht oder verschlimmert das Auseinanderdriften des Musculus rectus abdominis in der Schwangerschaft. Das Ergebnis: die gefürchtete Bauchspalte. Eine Analyse einer Vielzahl an separaten Studien ergab jedoch, dass Bauchmuskelübungen die Bauchspalte (Diastasis recti abdominis) während der Schwangerschaft sowie nach der Geburt verringern oder sogar verhindern können (Gruszczyńska and Truszczynska-Baszak, 2018). Explizit die Bauchmuskelübungen „abdominal crunch" der den Rectus abdominis Muskel beansprucht, zeigte in Studien keine oder sogar eine positive Auswirkung und damit eine Verringerung der Diastasis recti während der Schwangerschaft (Theodorsen et al., 2024, Gluppe et al., 2023, Sancho et al., 2015, Mota et al., 2015). Somit gibt es keinen generellen Grund auf Bauchmuskelübungen zu verzichten. Ganz im Gegenteil: Die aktuelle Studienlage liegt nahe, die Bauchmuskeln in der Schwangerschaft zu trainieren.

MYTHOS NR. 7:

Langes liegen auf dem Rücken? Hoch gefährlich und fahrlässig!

FAKT NR. 7:

Am Ende gewinnt ohnehin die Seitenschläferin. Das Vena-Cava-Syndrom beschreibt eine Kreislaufstörung, die entsteht, wenn durch Druck auf die Hohlvene das Blut nicht mehr ungehindert zum Herzen fließen kann. Bei Schwangeren ist es möglich, dass der Druck durch das Ungeborene dieses Syndrom auslöst. Wenn der Blutdruck abfällt, kann die werdende Mutter sogar bewusstlos werden und auch das Ungeborene kann dadurch an einer Unterversorgung leiden. Meist tritt das Problem erst gegen Ende der Schwangerschaft auf. Es kann zu Symptomen wie plötzlicher Blutdruckabfall, Schwindel, Schwitzen, kaltschweißige Haut, Übelkeit, Ödeme an den Beinen, Blässe, Ohnmachtsanfall (Synkope), Herzrasen (Tachykardie), später auch stark verlangsamter Herzschlag (Bradykardie) und Atemnot kommen. Sollten vorherige Symptome auf dich zutreffen, solltest du dich aufsetzen und dich dann auf eine, vorzugsweise auf die linke, Seite legen. Bewusstlose Schwangere sollten in die linke Seitenlage gebracht werden. Die oben aufgebrachten Symptome zwingen die betroffene Person zu einem Positionswechsel (Solanki, 2012). Während dem Schlafen eine Rückenposition zu vermeiden, ist schwierig. Schwangerschaftskissen, die eine seitliche Position unterstützen, können helfen, allgemein ist jedoch das Wechseln einer Schlafposition sinnvoll. Da der Druck des wachsenden Bauches sich auf den Körper erhöht und die Rücken- oder Bauchlage bei einigen Frauen immer unangenehmer wird, ist die Seitenposition bei vielen ohnehin irgendwann die einzige Alternative. Grundlegend ist das Risiko einer ernsthaften Gefahr durch eine falsche Schlafposition als gering einzuschätzen. Hattet ihr bisher eine gesunde Schwangerschaft, dann hört hier auf euer Körpergefühl.

MYTHOS NR. 8:

Komm, ich nehme dir das ab: Du darfst nicht zu schwer heben, wenn du schwanger bist!

FAKT NR. 8:

Zu schwer heben, wer sollte das schon? Im sonstigen Leben, wie auch in der Schwangerschaft ist es wichtig, seine körperlichen Grenzen zu kennen. Zu schweres Heben kann auch bei nicht Schwangeren zu Rückenschmerzen oder im schlimmsten Fall zu einem Durchbruch der Bauchdecke führen. Bauchfell oder der Darm kann sich hierbei ausstülpen. Eine Operation ist da oft nötig, in der Schwangerschaft hilft so lange ein Bruchband aus, bis die Bauchdecke nach der Geburt repariert werden kann. Insbesondere in der Schwangerschaft steigt der Bauchhöhlendruck und die Bauchmuskulatur lockert sich.

So viel zur allgemeinen Expertenmeinung, ohne jegliche Datengrundlage. Bei einer Studie mit 679 Athletinnen, die vor der Geburt intensives Gewichtstraining absolvierten, wiesen die Teilnehmerinnen typische Gesundheitsergebnisse auf, wie sie auch Frauen haben, die solch eine sportliche Tätigkeit nicht ausüben. Die Frauen stemmten mindestens 80 % ihres normalen Pensums. Teilnehmerinnen, die das Trainingsniveau vor der Schwangerschaft bis zur Entbindung beibehielten, berichteten über deutlich weniger Komplikationen bei der Geburt als diejenigen, die das Training vor der Entbindung verringerten (Prevett et al., 2023). Wichtig ist hier zu beachten, dass es sich um Sportlerinnen handelte, deren Körper es bereits vor der Schwangerschaft gewohnt waren unter dieser Belastung zu trainieren. Die Übungen wurden i. d. R. kontrolliert und technisch versiert durchgeführt. Die Ausführung und der körperliche Zustand sind somit entscheidend! Mehrerer Studien haben gezeigt, dass generell körperlich anstrengende Arbeit während der Schwangerschaft mit einem erhöhten Risiko für ungünstige Schwangerschaftsergebnisse verbunden ist (Heben von ≥ 100 kg Gewicht, langes Stehen, allgemein schwere körperliche Arbeit) (Cai et al., 2020). Hundert Kilo oder mehr anzuheben ist natürlich allgemein gesprochen, keine gute Idee, wenn du nicht an das Gewicht gewöhnt bist. Und die Durchführung von Übungen mit schweren Gewichten während dem Sport ist anders einzuschätzen als körperlich schwere Übungen während der Arbeit, insbesondere von nicht trainierten Personen.

Bist du daran gewöhnt, schwer zu heben, kannst du das auch weiterhin tun. Bleib einfach deiner körperlichen Belastung vor der Schwangerschaft treu und achte auf dein Körpergefühl. Wenn du dich dabei wohlfühlst, steht dem Gewichtheben nichts im Weg.

MYTHOS NR. 9:

Überanstrenge dich nicht: Intensives Sporttraining ist schädlich!

FAKT NR. 9:

Wenig spricht dagegen, wenig dafür: Genau genommen ist die Datenlage speziell zu High Intensity-Training noch recht dünn. Es gibt einzelne Case Reports (Fallbeispiele mit meist nur 1-3 ProbandInnen) und wenig Studien mit einem größeren Pool an Teilnehmerinnen, die hier herangezogen werden können. Es gibt zwar Daten, die zeigen, dass besonders High Intensity Übungen mit einem erhöhten Risiko für Fehlgeburten in der Frühschwangerschaft einhergehen, jedoch warnen Autoren selbst, dass ihre Daten womöglich verzerrt und die Ergebnisse mit Vorsicht zu interpretieren sind. Genauso gibt es Studien, die für ein intensives Training sprechen. (Madsen et al., 2007, Clapp, 1989, Latka et al., 1999). Weitere theoretische Bedenken bei körperlicher Betätigung, insbesondere bei hoher Intensität, sind: niedriges Geburtsgewicht, Frühgeburten, abnormale fetale Herzfrequenzmuster und durch sportliche Betätigung verursachter Hitzestress. Jedoch gibt es bisher keine Nachweise dieser Thesen. Allgemein wird jedoch davon ausgegangen, dass eine regelmäßige körperliche Betätigung, insbesondere das Tragen von Gewichten, gut für die Mutter, Plazenta und Kind ist. Bei Studien, die sich auf körperliche Betätigung während der Schwangerschaft konzentrierten, stellte sich heraus, dass sportlich aktive Frauen sogar ein geringeres oder kein zusätzliches Risiko einer Frühgeburt besitzen. Im Vergleich bekamen Frauen, die noch in der Spätschwangerschaft Sport trieben, tendenziell leichtere Babys, bei denen jedoch kein Nachteil zu den normalgewichtigen Säuglingen in den frühen Lebensphasen festgestellt werden konnte (Kuhrt et al., 2015, Leet Band Flick, 2003). Die meisten Fachverbände sind sich einig, dass **Frauen, die vor der**

Schwangerschaft regelmäßig Sport trieben, bei einer unkomplizierten Schwangerschaft, mäßig bis stark trainieren können (Artal, 2016). Mäßig, stark, moderat oder intensiv, was bedeutet das genau? Hier muss ich auf mein Nachwort verweisen.

MYTHOS NR. 10:

Springen in der Schwangerschaft? Eher schlecht als recht!

FAKT NR. 10:

Gar nicht so einfach! Studien die Springen und mögliche schlechte Schwangerschaftsergebnisse separiert von allgemeiner physischer Aktivität betrachten, sind rar gesät. Expertenmeinungen gehen wie immer auseinander, beruhen aber nicht auf wirklichen Daten. Solange du dich dabei gut fühlst, das OK vom Gynäkologen sowie eine unproblematische Schwangerschaft hast, spricht aus wissenschaftlicher Sicht mit Bezug zu den Studien aus Fakt 9 und 11 nichts dagegen.

MYTHOS NR. 11:

Ruhig Blut: Ein Puls über 160 ppm ist schlecht für das Ungeborene.

FAKT NR. 11:

Wer jetzt denkt, diese Herzfrequenz brauche ich doch schon allein für einen strammen Spaziergang, aufgepasst! Erst einmal wirkt sich ein Puls oder Herzfrequenz immer individuell auf die jeweilige Person aus. Wie der Fötus auf die erhöhte Herzfrequenz der Mutter reagiert, wurde in Studien bereits untersucht. Ein akutes high-intensity interval training (HIIT) sowie ein moderate-intensity continuous training (MICT) werden sowohl von der Mutter als auch vom Fötus gut vertragen. Dabei wurden von den Schwangeren Spitzenwerte von bis zu 95 % der maximalen Herzfrequenz erreicht. (Wowdzia et al., 2023). Hochintensives Intervalltraining mit einer Intensität, die über die derzeitigen Empfehlungen hinausgeht, scheint bei zuvor aktiven Schwangeren nicht mit negativen Auswirkungen auf den Fötus verbunden zu sein (Barakat et al., 2010, Bgeginski et al., 2015, Anderson et al., 2021). Generell wird, um die maximale Herzfrequenz zu berechnen, die Regel „220 minus Alter" verwendet. Diese Methode ist jedoch nicht akkurat und liefert nur einen groben Richtwert.

Wie sehr darf ich mich nun anstrengen? Experimente mit trächtigen Schafen haben gezeigt, dass der uterine Blutfluss linear mit dem Anstieg der mütterlichen Herzfrequenz abnimmt, der von der Trainingsintensität und -dauer abhängt. Was bedeutet, je mehr an körperliche Anstrengung die Mutter ausgesetzt wird, desto schlechter wird der Uterus und damit die Plazenta mit Blut versorgt. Doch jetzt wird es interessant: Während der Blutfluss in der Studie zwar abnahm, blieb die Sauerstoffaufnahme des Uterus unverändert! Die Verringerung des Blutflusses wurde durch einen Anstieg der roten Blutkörperchen und der uterinen Sauerstoffaufnahme kompensiert. Was bedeutet: Durch diesen Kompensationsmechanismus können trächtige Schafe bis zur Erschöpfung trainieren, ohne dem Fötus zu schaden. Weitere Studien am Menschen zeigten ebenfalls, dass die körperliche Fitness durch die Schwangerschaft nicht beeinträchtigt wird, dass es die Gewichtszunahme ist, die Leistung beeinflusst und dass **anstrengende Übungen bei gesunden schwangeren Frauen für den Fötus nicht schädlich sind** (Lotgering, 2014).

MYTHOS NR. 12:

Alkohol: Ein Glas ist kein Glas?

FAKT NR. 12:

Von wegen! Es wird geschätzt, dass fast die Hälfte der Frauen, sowohl in Dänemark als auch im Vereinigten Königreich, sowie ein Viertel der Frauen in Europa, während der Schwangerschaft Alkohol konsumieren. Es kursiert offensichtlich die Meinung, dass geringe Mengen an alkoholhaltigen Getränken in Ordnung wären (Scott Band Sher, 2023, Ujhelyi Gomez et al., 2022). Tatsache ist, der Konsum von Alkohol (genauso wie Tabak) während der Schwangerschaft, kann zu Entwicklungsstörungen beim Fötus führen und sich negativ auf den Ausgang der Schwangerschaft und den Gesundheitszustand des Neugeborenen auswirken (Hamulka et al., 2018, Seleverstov et al., 2017). Am bekanntesten ist wohl das Fötale Alkoholsyndrom (FAS), das körperliche Abnormalitäten und neuronale Entwicklungsstörungen umfasst. Gegenwärtig gilt **kein Grad des Alkoholkonsums während der Schwangerschaft als sicher**, da selbst relativ geringe Mengen an Alkohol das Risiko für FAS erheblich erhöhen können (May et al., 2013, Chambers et al., 2019). Daher lieber Finger weg!

NACHWORT – ACHTUNG! EIGENE ERFAHRUNG UND MEINUNG!

Mythen rund um die Schwangerschaft halten sich hartnäckig. Zudem, so meine Erfahrung, sind die Menschen Schwangeren gegenüber zum Teil übergriffig und bevormundend. Obwohl ich mich thematisch eingelesen und auch mit meinem Gynäkologen über diese Themen geredet habe, gab es immer Leute, die es besser wussten und ihr veraltetes und falsches Wissen an mich herantragen mussten. Natürlich, und das verstehe ich, mit den besten Absichten. Doch letzten Endes ist es mein Körper. Wenn ich es mir körperlich zutraue, die schwere Tasche mit den Einkäufen oder das Regalbrett zu tragen, dann ist das meine Entscheidung, mit allen Konsequenzen dahinter. Und keiner hat das Recht, mir jenen Gegenstand einfach aus den Händen zu reißen, weil „schwangere nichts Schweres heben dürfen". Interessanterweise schlägt niemand einem Rauchenden die Zigarette aus den Händen oder nimmt einem Trinkenden den Alkohol weg. Solch eine Situation, in der mir mit solch einer Inbrunst alles aus der Hand genommen wurde, auch das, was nicht einmal als „schwer" zu verstehen war, kam mir immer äußerst albern vor, da ich beim Training in gewohnter Weise noch über 60 kg durch das Kreuzheben anhob. Auch meinen anderen Lieblingssport neben dem Krafttraining, den ich mit dem obigen Wissen noch ausführte, wurde äußerst kritisch angesehen. Kampfsport habe ich, natürlich in einer Schwangeren freundlichen Variante ohne Tritte oder Schläge oder andere mögliche Einwirkung auf den Bauch, noch bis in den siebten Schwangerschaftsmonat hinein gemacht. Ich habe mit Leuten trainiert, denen ich vertraute und für mich, die zu diesem Zeitpunkt über ein Jahrzehnt diesen Sport ausübt, hat das so funktioniert. Diese Entscheidung ist individuell und wer dabei zu große Angst hat, dem würde ich diese Herangehensweise nicht empfehlen. Mein Bauch war, vielleicht durch das viele Bauchmuskeltraining, nicht sonderlich groß (obwohl mein Sohn bei Geburt überdurchschnittlich groß war und man auch dadurch sieht, dass man bezüglich der Größe des Bauches keine voreiligen Schlüsse ziehen sollte) und daher konnte ich viele Bewegungen weitgehend uneingeschränkt durchführen. Auch die Judorolle, eine Art Purzelbaum, habe ich noch gemacht. Wer Angst hat, die Nabelschnur könnte sich dabei um den Hals des Ungeborenen wickeln, weil das Kind sich mit dreht, ist weit gefehlt. Erstens macht der ungeborene Fötus ganz von selbst Purzelbäume im Mutterleib, zum anderen ist eine Drehung der Nabelschnur um den Hals oder anderen Körperpartien nichts Ungewöhnliches. Normalerweise ist die Nabelschnur lang genug, dass nicht, wie in vielen Filmen überdramatisiert dargestellt, es sofort zu einem Abdrücken der Luftröhre bei der Geburt kommt.

Ich selbst habe natürlich gespürt, dass mein Körper mit der schnellen Gewichtszunahme, auch wenn sie bei mir zum Ende hin (nur) 11 kg betrug, einen Prozess der Anpassung durchlief. Beim Joggen merkte ich, dass ich darauf achten musste, mehr Kraft im Heben der Beine aufzuwenden, oder dass meine Bauchmuskeln sich irgendwann durch das zusätzliche Gewicht mit einem krampfartigen Schmerz meldeten. Mit jeglicher Art von Schmerz sollte natürlich nicht weiter trainiert werden. Das heißt jedoch nicht, dass man mit dieser Aktivität während der Schwangerschaft generell aufhören muss. Es bedeutet, dass der Körper etwas Zeit braucht, um sich anzupassen. Daher lohnte es sich bei mir, ein paar Tage oder eine Woche, das Laufen zu pausieren, um es dann vorsichtig erneut zu versuchen. Und siehe da, ich konnte wieder ohne Beschwerden laufen gehen. Da meine Gewichtszunahme zum Ende hin am größten war, habe ich irgendwann gemerkt, dass meine Bauchmuskeln nicht mehr hinterherkommen, und bin dann auf das Fahrrad umgestiegen. Bis zur Entbindung konnte ich damit meine Ausdauer trainieren. Anderen Frauen ist der Druck auf die Scham vielleicht unangenehm. Aber auch hier heißt es dann nicht, man muss auf Sport verzichten. Es gilt hier nur die richtige Alternative oder Variante für sich finden. Für manche Frauen ist es das Schwimmen, andere benutzen den Crosstrainer. Auch beim Krafttraining gab es für mich Übungen, wie meine Lieblingsübung, das Kreuzheben, bei dem ich im dritten Trimester das Gewicht reduziert habe, da die Rückenmuskulatur ohnehin schon durch den wachsenden Bauch beansprucht wurde. Bei anderen Übungen hingegen, habe ich ganz normal weiter das Gewicht gesteigert (Bizeps Curls oder Military Press). Wichtig war für mich hier, auf meinen Körper zu hören, die Übungen technisch richtig auszuführen und mich bei Unsicherheit, langsam heranzutasten. So habe ich bis vor der Entbindung Sport betrieben.

Meine Schwangerschaft verlief über einem heißen Sommer. Ich hatte jedoch weder Probleme mit dem Kreislauf noch großartig Wassereinlagerungen. Letztere bekam ich durch langes Sitzen während der Arbeit, aber auch hier half mir wiederum die Bewegung, dass Wasser aus dem Gewebe zu bekommen. Auch wenn ich gerade zu Beginn der Schwangerschaft an Übelkeit und Erbrechen litt, habe ich den Sport weiter durchgezogen. Ich hatte dadurch keine Probleme mich im Alltag (z. B. beim Treppenlaufen) zu bewegen und war auch sonst sehr fit.

Allerdings war es nicht immer einfach, sich an die wissenschaftlichen Fakten zu halten. Da von außen oft Kommentare und missbilligende Blicke kamen, gab es oft Situationen, in denen ich, obwohl ich mich nach dem aktuellen wissenschaftlichen

Stand richtete, ein schlechtes Gewissen bekam. Ich ließ mich durch mein Umfeld und dessen veraltete Ansichten verunsichern und es war nicht immer leicht, an meinem Plan festzuhalten. Doch mit der Erfahrung während und auch nach der Schwangerschaft bin ich überglücklich es trotzdem getan zu haben. Nicht nur meine Schwangerschaft verlief, meiner Meinung nach, unproblematisch, auch meine Rückbildung war schnell und ohne die gängigen Probleme wie Inkontinenz, Hämorriden und anderen körperlichen Komplikationen. Meine Gebärmutter hatte sich sehr schnell zurückgebildet und meine Rectus Diastase von vier Fingern war eine Woche nach Entbindung nur noch ein Finger breit. Ich bekam weder Baby Blues noch Wochenbettdepression. Ich hatte eine Woche nach der Entbindung zwei Kilo mehr als vor der Geburt, ein paar Tage später wieder mein Ausgangsgewicht. Dadurch, dass ich nichts an Fettmasse zugelegt hatte, ist mein Bauch langsam genug gewachsen, sodass ich keine Schwangerschaftsstreifen bekam. Ich selbst wurde immer als schlank betitelt, aber ich hatte mit einer Körpergröße von 174 cm und einem Ausgangsgewicht von 75 kg auf jeden Fall Fettdepots am Körper, auch wenn natürlich meine Muskulatur auch ins Gewicht fällt. Ich schreibe diese Zeilen nicht, um dich unter Druck zu setzen und selbst wenn du alles so machen würdest, wie ich, würden die Ergebnisse höchstwahrscheinlich nicht gleich ausfallen. Niemand muss nach der Geburt sofort sein Ausgangsgewicht besitzen. Etwas mehr auf den Rippen zu haben (in einem gesunden Maß) ist völlig in Ordnung und die Extrakilos verschwinden meist durch das Stillen ohnehin. Und wenn nicht, ist das auch nicht wichtig. Körper sind individuell und auch, wie euer Körper auf Sport und eure Diät reagiert. Es spielt natürlich auch eine Rolle, wie lange ihr schon vorher und mit welcher Intensität ihr Sport betrieben hattet. Dennoch möchte ich euch damit zeigen, was möglich ist. Gesunde Ernährung und

Sport ist wichtig, sollte aber auch nicht in die Extreme rutschen. Ich selbst bin mit einer Ernährung mit der Zeit der Schwangerschaft immer lockerer geworden, habe auch Ungesundes nicht verschämt, den Sport habe ich jedoch immer durchgezogen. Dem eigenen Körpergefühl vertrauen, ist wichtig. Allerdings bekommt der Mensch ein gutes Körpergefühl oft erst durch Sport und Bewegung. Daher ist es umso wichtiger, bereits vor der Schwangerschaft dementsprechend fit zu sein. Ich selbst habe vor und während der Schwangerschaft intensiv Sport betrieben. Aber was heißt nun intensiv, moderat, mäßig, stark oder leichter Sport? Definitionen im Internet sind zumeist recht unterschiedlich und vor allem kommt es auch auf dein eigenes Fitnesslevel an. Die WHO zählt beispielsweise Joggen, Tennis oder sportliches Radfahren zu den intensiv geltenden Bewegungen. Als moderat hingegen gilt zum Beispiel Tanzen, zügiges Spazieren oder entspanntes Radfahren (WHO guidelines on physical activity and sedentary behaviour, 2020). Nun können diese Bewegungsformen zum einen mit ganz unterschiedlicher Intensität durchgeführt werden und zum anderen sind diese in ihrer Anstrengung ganz individuell zu betrachten. Ich habe weiterhin so trainiert, dass ich Anstrengung verspürt, geschwitzt und schwerer geatmet habe. Jedoch, wenn ich zuvor manchmal so intensiv trainiert hatte, dass ich danach ein paar Minuten nach Atem ringend auf dem Boden lag, habe ich in der Schwangerschaft auf diese, in meinem Fall klare, Überanstrengung verzichtet. Ich habe im Bereich Ausdauer auf erhaltend trainiert und mich nicht überfordert. Durch meine körperliche Aktivität bilde ich mir auch ein, dass ich einer möglichen Plazentainsuffizienz entgegenwirken konnte. Eine gut funktionierende Plazenta sorgt natürlich auch für eine gute Versorgung des Fötus. Eine Seitenschläferin war ich nie und werde ich auch nie sein. Ich habe es versucht, habe mir ein Seitenschläferkissen besorgt und damit einige Nächte verbracht, bis es wieder aus meinem Bett verschwand. Eigentlich bin ich Bauchschläferin, aber mit dem wachsenden Bauch war das für mich irgendwann unangenehm. Nachdem das Seitenschläferkissen beim mir nicht funktioniert hatte, habe ich wieder auf dem Rücken geschlafen. Anfangs habe ich mir einen Teil meiner Decke unter den Rücken geklemmt, damit ich ganz leicht schräg lag. Das war für mich angenehmer als direkt flach zu liegen. Das mag jedoch auch an meiner zu harten Matratze gelegen haben, denn mit einem Topper aus Memory-Schaum war das wieder etwas ganz anderes. Dann, am Ende der Schwangerschaft, lag ich wieder komplett auf dem Rücken und hatte damit überhaupt keine Probleme. Keine Symptome eines Vena-Cava-Syndroms von meiner Seite. Das Einzige, dass die Nächte für einige Wochen verkürzt hatte, war mein nächtlicher Toilettengang. Interessanterweise hatte sich diese Routine ein paar Wochen vor der Entbindung wieder gelegt. Aber das ist sicherlich auch, wie so vieles, ein sehr individuelles Thema. Ich kann dir nur raten, auch das Thema Vena-Cava mit deinem Arzt zu besprechen. Bei mir konnte dieses Gespräch viele unrationelle Ängste klären.

Mit meinem Gynäkologen habe ich viele der hier aufgeführten Mythen und Fakten diskutiert. Und auch mein eigenes Sportpensum war Thema. Er stand immer hinter meiner Entscheidung, sagte mir aber auch, dass er Frauen, die Zweifel zeigen, eine bestimmte Aktivität noch durchzuführen, nicht versucht umzustimmen. Zum einen kann ich das verstehen – wenn Unsicherheit besteht, ist die Wahrscheinlichkeit auch einfach höher, dass etwas passiert – zum anderen finde ich es problematisch, da schnell der Eindruck entsteht, mein Gynäkologe oder Gynäkologin hätte mir geraten, die Aktivität XY nicht mehr auszuüben. Meinungen von Hebammen waren meines Erachtens oft genau das: Meinungen. Manches Wissen basierte auf wissenschaftlichen

Fakten, manches davon war jedoch veraltet, das meiste war Erfahrung. Genauso ist es mit einigen Ratgebern, die zum Thema Schwangerschaft und Geburt verkauft werden. Hier ist wirklich darauf zu achten, dass wissenschaftliche Quellen referenziert werden und diese auch aktuell sind. Ein Beispiel liefert der Ratgeber über Hypnobirthing, der sein Wissen überwiegen aus Erfahrung und Expertenmeinungen zieht. Expertenmeinungen sind in der Regel besser als nichts, nichtsdestotrotz ersetzen diese keine richtigen Studien. Im Ratgeber davon zu sprechen, dass zügiges Spazierengehen im letzten Drittel der Schwangerschaft vermieden werden sollte, da es bei einer stärkeren Durchblutung der Extremitäten zur Unterversorgung der Gebärmutter kommen kann, war schon damals, als das Buch geschrieben worden ist, eine haltlose Expertenmeinung und ist es heute, durch Studien bewiesen, erst recht.

Wissenschaftliche Studien sind die beste Herangehensweise, möglichst objektive Informationen zu erhalten. Expertenmeinungen und Erfahrungen sind höchst fehleranfällig und die Wahrheit oft durch Emotionen, Mentalitäten und persönliche Ansichten verklärt. Natürlich müssen auch Studien kritisch analysiert werden und es gibt auch Publikationen, die zum Beispiel durch zu wenige Studienteilnehmer, schlechte Statistik oder Fehler in der Ausführung, ein falsches Ergebnis liefern. Daher habe ich die hier aufgeführten Studien unter den gängigen Bewertungsmethoden und ihrer Signifikanz, also ob ein gemessener Zusammenhang zufällig oder aussagekräftig ist, bewertet.

Würde ich alles noch einmal genauso machen? Die Frage kann ich ganz klar mit ja beantworten. Meine gemessenen Werte bezüglich Gewichtszunahme, Blutdruck, Fruchtwassermenge, Eiweißmenge im Urin oder Blutzucker waren immer im optimalen Bereich. Mein Sohn kam gesund, mit knapp über vier Kilogramm zur Welt. Mit dem

Wissen aus meiner ersten Schwangerschaft, würde ich mich das nächste Mal nicht mehr verunsichern lassen und diesen Weg ganz klar erneut gehen.

Wenn ich anderen von meinen Erfahrungen berichte, werden diese oft mit dem Kommentar „Glück" abgetan und ich habe mich auch selbst schon dabei erwischt, diese so zu beschreiben, nur um Diskussionen aus dem Weg zu gehen. Natürlich kann ich den Faktor „Glück" nicht hundertprozentig ausschließen, trotzdem ist es unwahrscheinlich, dass meine positiven Erfahrungen alle dadurch entstanden, dass ich einfach nur genetisch einen Vorteil hatte. Zu sagen „du hattest Glück" ist für mich das Gleiche, wie wenn zu einem Sportler gesagt wird, dein Medaillengewinn ist nur durch Glück entstanden. Es schmälert deutlich die Anstrengung und den Aufwand, der in das Ergebnis gesteckt worden ist.

Aber so viel zu meinen Ansichten. Ich hoffe, mit diesen Zeilen konnte ich dir Mut machen, vermutlich gängiges Wissen rund um die Schwangerschaft zu hinterfragen und deinen eigenen, individuellen Weg zu gehen.

REFERENZEN:

ANDERSON, J., PUDWELL, J., MCAUSLAN, C., BARR, L., KEHOE, J. & DAVIES, G. A. 2021. Acute fetal response to high-intensity interval training in the second and third trimesters of pregnancy. *Appl Physiol Nutr Metab,* 46, 1552-1558.

ARTAL, R. 2016. Exercise in Pregnancy: Guidelines. *Clin Obstet Gynecol,* 59, 639-44.

BARAKAT, R., RUIZ, J. R., RODRÍGUEZ-ROMO, G., MONTEJO-RODRÍGUEZ, R. & LUCIA, A. 2010. Does exercise training during pregnancy influence fetal cardiovascular responses to an exercise stimulus? Insights from a randomised, controlled trial. *Br J Sports Med,* 44, 762-4.

BGEGINSKI, R., ALMADA, B. P. & KRUEL, L. F. 2015. Fetal heart rate responses during maternal resistance exercise: a pilot study. *Rev Bras Ginecol Obstet,* 37, 133-9.

CAI, C., VANDERMEER, B., KHURANA, R., NERENBERG, K., FEATHERSTONE, R., SEBASTIANSKI, M. & DAVENPORT, M. H. 2020. The impact of occupational activities during pregnancy on pregnancy outcomes: a systematic review and metaanalysis. *American Journal of Obstetrics & Gynecology,* 222, 224-238.

CHAMBERS, C. D. 2006. Risks of hyperthermia associated with hot tub or spa use by pregnant women. *Birth Defects Research Part A: Clinical and Molecular Teratology,* 76, 569-573.

CHAMBERS, C. D., COLES, C., KABLE, J., AKSHOOMOFF, N., XU, R., ZELLNER, J. A., HONERKAMP-SMITH, G., MANNING, M. A., ADAM, M. P. & JONES, K. L. 2019. Fetal Alcohol Spectrum Disorders in a Pacific Southwest City: Maternal and Child Characteristics. *Alcoholism: Clinical and Experimental Research,* 43, 2578-2590.

CHEN, L. W., WU, Y., NEELAKANTAN, N., CHONG, M. F., PAN, A. & VAN DAM, R. M. 2016. Maternal caffeine intake during pregnancy and risk of pregnancy loss: a categorical and dose-response meta-analysis of prospective studies. *Public Health Nutr,* 19, 1233-44.

CLAPP, J. F., 3RD 1989. The effects of maternal exercise on early pregnancy outcome. *Am J Obstet Gynecol,* 161, 1453-7.

DAHIYA, R., ASIF, M., SANTHI, S. E., HASHMI, A., AHADI, A., ARSHAD, Z., NAWAZ, F. & KASHYAP, R. 2024. Unveiling Lethal Risks Lurking in Hot Tub Baths: A Review of Tragic Consequences. *Cureus,* 16, e54198.

DANZER, H., BRAUSTEIN, G. D., RASOR, J., FORSYTHE, A. & WADE, M. E. 1980. Maternal serum human chorionic gonadotropin concentrations and fetal sex prediction. *Fertil Steril,* 34, 336-40.

DEG, D. G. F. E. E. V. 2015. Ausgewählte Fragen und Antworten zur Energiezufuhr. Deutsche Gesellschaft für Ernährung e. V.

DUONG, H. T., SHAHRUKH HASHMI, S., RAMADHANI, T., CANFIELD, M. A., SCHEUERLE, A., KIM WALLER, D. & STUDY, T. N. B. D. P. 2011. Maternal use of hot tub and major structural birth defects. *Birth Defects Research Part A: Clinical and Molecular Teratology,* 91, 836-841.

FORBES, S. 2014. Pregnancy sickness and parent-offspring conflict over thyroid function. *J Theor Biol,* 355, 61-7.

GLUPPE, S. B., ELLSTRÖM ENGH, M. & BØ, K. 2023. Curl-up exercises improve abdominal muscle strength without worsening inter-recti distance in women with diastasis recti abdominis postpartum: a randomised controlled trial. *J Physiother,* 69, 160-167.

GRUSZCZYŃSKA, D. & TRUSZCZYNSKA-BASZAK, A. 2018. Exercises for pregnant and postpartum women with diastasis recti abdominis – Literature review. *Postepy Rehabilitacji,* 32, 27-35.

HAMULKA, J., ZIELIŃSKA, M. & CHĄDZYŃSKA, K. 2018. The combined effects of alcohol and tobacco use during pregnancy on birth outcomes. *Roczniki Panstwowego Zakladu Higieny,* 69, 45-54.

HAN, T. L., FLAHERTY, S. P., FORD, J. H. & MATTHEWS, C. D. 1993. Detection of X- and Y-bearing human spermatozoa after motile sperm isolation by swim-up. *Fertil Steril,* 60, 1046-51.

IRVING, J., BITTLES, A., PEVERALL, J., MURCH, A. & MATSON, P. 1999. The ratio of X- and Y-bearing sperm in ejaculates of men with three or more children of the same sex. *J Assist Reprod Genet,* 16, 492-4.

KOCH, K. L. & FRISSORA, C. L. 2003. Nausea and vomiting during pregnancy. *Gastroenterol Clin North Am,* 32, 201-34, vi.

KUHRT, K., HEZELGRAVE, N. L. & SHENNAN, A. H. 2015. Exercise in pregnancy. *The Obstetrician & Gynaecologist,* 17, 281-287.

LAGIOU, P., TAMIMI, R., MUCCI, L. A., TRICHOPOULOS, D., ADAMI, H. O. & HSIEH, C. C. 2003. Nausea and vomiting in pregnancy in relation to prolactin, estrogens, and progesterone: a prospective study. *Obstet Gynecol,* 101, 639-44.

LATKA, M., KLINE, J. & HATCH, M. 1999. Exercise and spontaneous abortion of known karyotype. *Epidemiology,* 10, 73-5.

LEET, T. & FLICK, L. 2003. Effect of exercise on birthweight. *Clin Obstet Gynecol,* 46, 423-31.

LOTGERING, F. K. 2014. 30(+) years of exercise in pregnancy. *Adv Exp Med Biol,* 814, 109-16.

MADSEN, M., JØRGENSEN, T., JENSEN, M. L., JUHL, M., OLSEN, J., ANDERSEN, P. K. & NYBO ANDERSEN, A. M. 2007. Leisure time physical exercise during pregnancy and the risk of miscarriage: a study within the Danish National Birth Cohort. *Bjog,* 114, 1419-26.

MAY, P. A., BLANKENSHIP, J., MARAIS, A.-S., GOSSAGE, J. P., KALBERG, W. O., JOUBERT, B., CLOETE, M., BARNARD, R., DE VRIES, M., HASKEN, J., ROBINSON, L. K., ADNAMS, C. M., BUCKLEY, D., MANNING, M., PARRY, C. D. H., HOYME, H. E., TABACHNICK, B. & SEEDAT, S. 2013. Maternal alcohol consumption producing fetal alcohol spectrum disorders (FASD): Quantity, frequency, and timing of drinking. *Drug and Alcohol Dependence,* 133, 502-512.

MILUNSKY, A., ULCICKAS, M., ROTHMAN, K. J., WILLETT, W., JICK, S. S. & JICK, H. 1992. Maternal heat exposure and neural tube defects. *Jama,* 268, 882-5.

MOTA, P., PASCOAL, A. G., CARITA, A. I. & BØ, K. 2015. The Immediate Effects on Inter-rectus Distance of Abdominal Crunch and Drawing-in Exercises During Pregnancy and the Postpartum Period. *J Orthop Sports Phys Ther,* 45, 781-8.

ORZACK, S. H., STUBBLEFIELD, J. W., AKMAEV, V. R., COLLS, P., MUNNÉ, S., SCHOLL, T., STEINSALTZ, D. & ZUCKERMAN, J. E. 2015. The human sex ratio from conception to birth. *Proc Natl Acad Sci U S A,* 112, E2102-11.

PITKIN, R. M. 1977. Nutritional influences during pregnancy. *Med Clin North Am,* 61, 3-15.

PREVETT, C., KIMBER, M. L., FORNER, L., DE VIVO, M. & DAVENPORT, M. H. 2023. Impact of heavy resistance training on pregnancy and postpartum health outcomes. *Int Urogynecol J,* 34, 405-411.

ROHWEDER, R., DE OLIVEIRA SCHMALFUSS, T., DOS SANTOS BORNIGER, D., FERREIRA, C. Z., ZANARDINI, M. K., LOPES, G. P. T. F., BARBOSA, C. P., MOREIRA, T. D., SCHULER-FACCINI, L., SANSEVERINO, M. T. V., DA SILVA, A. A., ABECHE, A. M., VIANNA, F. S. L. & FRAGA, L. R. 2024. Caffeine intake during pregnancy and adverse outcomes: An integrative review. *Reproductive Toxicology,* 123, 108518.

ROMÁN-GÁLVEZ, M. R., MARTÍN-PELÁEZ, S., HERNÁNDEZ-MARTÍNEZ, L., CANO-IBÁÑEZ, N., OLMEDO-REQUENA, R., MARTÍNEZ-GALIANO, J. M., BUENO-CAVANILLAS, A. & AMEZCUA-PRIETO, C. 2022. Caffeine Intake throughout Pregnancy, and Factors Associated with Non-Compliance with Recommendations: A Cohort Study. *Nutrients,* 14.

SALAZAR-PETRES, E., PEREIRA-CARVALHO, D., LOPEZ-TELLO, J. & SFERRUZZI-PERRI, A. N. 2022. Placental structure, function, and mitochondrial phenotype relate to fetal size in each fetal sex in mice†. *Biol Reprod,* 106, 1292-1311.

SANCHO, M. F., PASCOAL, A. G., MOTA, P. & BØ, K. 2015. Abdominal exercises affect inter-rectus distance in postpartum women: a two-dimensional ultrasound study. *Physiotherapy,* 101, 286-91.

SCOTT, S. & SHER, J. 2023. Effect of alcohol during pregnancy: a public health issue. *Lancet Public Health,* 8, e4-e5.

SELEVERSTOV, O., TOBIASZ, A., JACKSON, J. S., SULLIVAN, R., MA, D., SULLIVAN, J. P., DAVISON, S., AKKHAWATTANANGKUL, Y., TATE, D. L., COSTELLO, T., BARNETT, S., LI, W., MARI, G., DOPICO, A. M. & BUKIYA, A. N. 2017. Maternal alcohol exposure during mid-pregnancy dilates fetal cerebral arteries via endocannabinoid receptors. *Alcohol,* 61, 51-61.

SOLANKI, G. 2012. A Review on Supine Hypotension Syndrome. *International Journal of Pharmacological Research,* 2.

SONG, S. & ZHANG, J. 2024. In search of the genetic variants of human sex ratio at birth: was Fisher wrong about sex ratio evolution? *Proc Biol Sci,* 291, 20241876.

STEIER, J. A., BERGSJØ, P. B., THORSEN, T. & MYKING, O. L. 2004. Human chorionic gonadotropin in maternal serum in relation to fetal gender and utero-placental blood flow. *Acta Obstet Gynecol Scand,* 83, 170-4.

THEODORSEN, N. M., BØ, K., FERSUM, K. V., HAUKENES, I. & MOE-NILSSEN, R. 2024. Pregnant women may exercise both abdominal and pelvic floor muscles during pregnancy without increasing the diastasis recti abdominis: a randomised trial. *J Physiother,* 70, 142-148.

UJHELYI GOMEZ, K., GOODWIN, L., CHISHOLM, A. & ROSE, A. K. 2022. Alcohol use during pregnancy and motherhood: Attitudes and experiences of pregnant women, mothers, and healthcare professionals. *PLoS One,* 17, e0275609.

WHO, W. H. O. 2014. Guidelines for the indentification and management of substances use and substance use disorders in pregnancy.

WIKOFF, D., WELSH, B. T., HENDERSON, R., BRORBY, G. P., BRITT, J., MYERS, E., GOLDBERGER, J., LIEBERMAN, H. R., O'BRIEN, C., PECK, J., TENENBEIN, M., WEAVER, C., HARVEY, S., URBAN, J. & DOEPKER, C. 2017. Systematic review of the potential adverse effects of caffeine consumption in healthy adults, pregnant women, adolescents, and children. *Food Chem Toxicol,* 109, 585-648.

WOWDZIA, J. B., HAZELL, T. J., BERG, E. R. V., LABRECQUE, L., BRASSARD, P. & DAVENPORT, M. H. 2023. Maternal and Fetal Cardiovascular Responses to Acute High-Intensity Interval and Moderate-Intensity Continuous Training Exercise During Pregnancy: A Randomized Crossover Trial. *Sports Med,* 53, 1819-1833.